THÉATRES DE ROUEN.

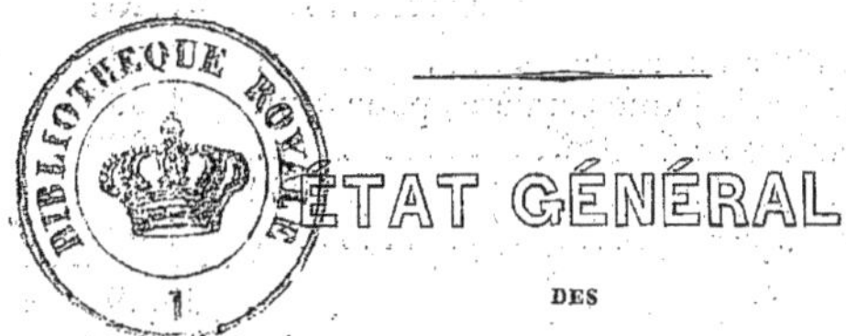

ÉTAT GÉNÉRAL

DES

DÉPENSES DE L'ANNÉE,

DU 1er MAI 1835 AU 30 AVRIL 1836.

APPOINTEMENTS DES PENSIONNAIRES.

COMÉDIE.

MM. Alexandre, premier rôle	6,500
Vadé-Bibre, jeune premier	5,000
Borssat, 1er et 2me amoureux	3,800
Louis, financier	5,000
Mainvielle, père-noble (porté en outre aux employés pour 4,000 fr. comme régisseur)	2,000
Dubreuil, 3me rôle	3,600
Ricard, 1er comique	3,600
Delmary, 3me amoureux, pour 4 mois	1,439 50
Mouchot, 2me comique et second régisseur	3,300
Villars, 2me comique	2,200
Doligny jeune et sa femme, pour 4 mois	3,254 50
Marius, grande utilité, pour 8 mois	1,600
MMmes Simonet, 1er rôle	5,000
Laignelet, jeune première et ingénuité	5,000
	54,294 00

7

Report.......	51,294	
MM^{mes} Brochard, 3me amoureuse...............	2,500	
Jaillard-Wenzel, jeune pemière, pour 4 m.	1,600	
Tilly, première soubrette..............	3,000	
Louis, caractère (portée en outre pour 5,000 francs à l'Opéra.).................	2,000	
	60,394	»

OPÉRA.

MM. Andrieu, 1er ténor................	18,000	
Joseph, 1er et 2me ténor............	9,600	
Nicolo-Isouard, philippe...........	8,000	
Tilly, baryton....................	14,000	
Boulard, 1re basse............	12,000	
Léclère, 2me basse, laruette.........	6,600	
Belnie, ténor comique, pour 11 mois.....	3,150	
Royer-Delauney, 2me basse, pour 11 mois .	3,150	
Bardou, (tombé)..................	200	
Dutillois, 3me ténor, colin............	2,365	
MM^{mes} Melotte, 1re chanteuse, pour 8 mois.......	8,000	
Vadé-Bibre, forte chanteuse..........	9,000	
Jeannin, 2me dugazon.............	4,200	
Delahourde, pour deux mois..........	1,054	15
Génot, 1re dugazon...............	8,000	
Louis, duègne...................	5,000	
Lemesle, mère dugazon.............	4,000	
	116,319	15
Appointements à des artistes tombés......	3,441	

EMPLOIS EN SUS POUR LE VAUDEVILLE ET POUR LE DEUXIÈME THÉATRE.

MM. Félix, 1er amoureux de Vaudeville.......	4,000
Cachardy, 2me amoureux.............	3,600
Frédéric, père-noble.................	2,200
	9,800

	Report.......	9,800
MM. Morel, pour 2 mois...............		497 50
Hector, amoureux, pour 10 mois.........		1,355
Renaud, comique............................		1,800
Hanoé, comique, pour dix mois...........		1,000
André, 1er comique.....................		2,700
Désiré, 3me amoureux...................		1,500
Feltemann, utilité, pour 7 mois..........		650
Vautrin, 1 mois.......................		210
MMmes Sorant, 1er rôle, et son mari............		3,800
Grassot, 1re amoureuse, pour 8 mois.....,		4,000
Cabinel, soubrette dans le vaudeville.......		1,800
Edouard, grande utilité.................		1,200
Sophie Camus, ingénuités............		1,500
Lévy, 3me amoureuse		1,500
Liodon, duègne, pour 9 mois...........		900
Peyronnet, duègne, et son mari		2,700
Adeline, pour 2 mois....................		200
		37,112 50

BALLET.

MM. Allard, 1er danseur,	pour 8 mois.	4,000
Pizarello et sa femme,	idem....	2,400
Xavier, 3me danseur,	idem....	960
MMmes C. Beaucourt, 1re danseuse,	idem....	4,800
Feltemann, 2me danseuse,	idem....	2,200
Clara, 3me danseuse,	idem....	800
		15,160

CORPS DE BALLET.

MM. Melaye,	pour 8 mois..........	640
Voyer et sa femme,	idem...........	960
Marie,	idem...........	400
Reynaud,	idem...........	640
Camus père,	idem...........	400
MMmes Caroline Raimbaut,	idem...........	600
Sophie,	idem...........	220
Adèle Doutreville,	idem...........	360
Hélène Gaspard,	idem...........	401 50
		4,621 50

CHŒURS.

MM. Chapuis,   basse-taille,........................ 1,400
Isidore,   idem............................. 1,400
Anatole,   idem............................. 1,200
Achille Petit, idem............................... 1,500
Romain,   idem..............................   600
Camus,   idem.............................. 1,400
Etienne,   idem, pour 10 mois.......... 1,365
Jules Colas,   idem, pour 9 mois...........   900
Dumort,   idem, pour 2 mois..........   145 39
Ricquier, taille.................................. 1,300
Valette, idem.................................... 1,350
Faffin,   idem, pour 10 mois...............   960
Lévy,   idem...................................   960
Dorval, idem.....................................   600
Baubet, haute-contre......................... 1,500
Lambert,   idem............................... 1,200
Lemoine,   idem............................... 1,200
Couannet,   idem............................... 1,500
Adolphe,   idem............................... 1,200
Tournillon, idem............................... 1,250
Menard,   idem...............................   900
Y. Gilles,   idem...............................   320
Godefroy,   idem...............................   360
MM^{mes} Fritz,   1re dessus................ 1,300
Camille Daumont, idem........................ 1,200
Adèle Blanchard, idem........................ 1,100
Anaïs Camus,   idem........................ 1,200
Adèle Caillot,   idem........................ 1,100
Clémence,   idem........................   800
Désirée Lepage, idem........................   600
Charton,   idem, pour 5 mois....   363 75
Désirée Coignet,   idem.......................   300
Chapuis,   2me dessus................ 1,400
Isidore,   idem........................ 1,400
Vincelot,   idem........................ 1,100
Aimée Guihot, idem........................... 1,000
Ansoult,   idem........................ 1,000

                                      38,374 14

		Report	38,374	14
MM^{mes} Berty,	2me dessus		1,100	
Simonnette,	idem		1,000	
			40,474	14

SUPPLÉMENT DE CHŒURS AU THÉATRE-FRANÇAIS.

MM. Raymond, pour 7 mois	280	
Ernest Delaunay	450	
Martin, pour 8 mois	320	
MM^{mes} Delcor, pour 10 mois	500	
Joséphine, pour 8 mois	240	
Angèle, pour 8 mois	240	
	2,030	

ORCHESTRE.

MM. Orlowski, chef d'orchestre	3,000	
Bony, 1er violon et 2me chef d'orchestre.	2,200	
Magnier, idem et répétiteur	1,700	
Geoffroy, idem	1,200	
Cuvreau, idem	1,300	
Joignant, idem	800	
Théodore, idem	975	
Fournier, 2me violon	1,200	
Faure, idem	1,000	
Réthaller, idem, répétiteur	1,300	
Ange Walter, idem	1,000	
Madaulle, idem	500	
Réthaller jeune, idem	833	
Verdigniez, 1er alto	1,000	
Coquerel, idem, pour 4 mois	294	65
Eder, 8 mois alto, et harpiste	1,066	60
Morel, violoncelle	1,200	
Alphonse Walter, idem	1,000	
Paumier, idem et répétiteur	1,200	
Bridou, contre-basse	1,400	
Rommisch, idem	1,200	
Choinet, idem	1,000	
Viguerard, idem	720	
	27,086	25

Report.......	27,086	25
MM. Bidal , 1re flûte................................	1,300	

MM. Bidal , 1re flûte............................... 1,300
    Eschlept aîné, 1er hautbois..................... 1,400
    Eschlept jeune, 1re et 2me flûte.......... 1,200
    Corret fils , 2me hautbois................. 600
    Ourdeau, 1re clarinette.................. 1,300
    Philippe Walter, 2me clarinette.......... 900
    Berty, 1er basson....................... 1,300
    Liomberg, 2me basson, pour 5 mois....... 458 65
    Corret père, 1er cor.................... 1,500
    Rousseau, 2me cor...................... 1,100
    Victor Walter, 3me cor et trompette....... 900
    Dupont, 4me cor et trompette............ 900
    Carlin, 1er trombonne.................. 900
    Pavie, 2me trombonne.................. 550
    Thieulan, timballier.................. 700
    Bellanger, caisse roulante.............. 180

                                        42,274 90

SUPPLÉMENT D'ORCHESTRE AU THÉATRE-FRANÇAIS.

MM. Taffanel, 5 mois...................... 261
    Demange, 11 mois..................... 330
    Deschamps, 9 mois.................... 540
    Mouchot fils, 10 mois................ 140
    Ribicki, 7 mois...................... 350
    Lesueur, 8 mois...................... 386 40
    Giffey, 5 mois....................... 112 50
    Heller, 4 mois....................... 105
    Grasse, 4 mois....................... 85
    Depaep, 4 mois....................... 100

                                        2,409 90

EMPLOYÉS.

MM. Mainvielle, régisseur-général........... 4,000
    Eugène Lepage, caissier, 8 mois......... 800
    Chuquet, régisseur au deuxième théâtre) non
       compris 50 fr. d'indemnité par mois)... 1,200

                                        6,000

Report.......	6,000	
MM. Monneret, contrôleur...	1,200	
Dumée, peintre-décorateur...............	4,000	
Lelièvre, souffleur, 6 mois.............	486	10
Ledanois, souffleur, 6 mois.............	499	98
Guillaume, machiniste en chef et concierge.	1,800	
Andrieu, costumier....................	1,500	
Sanson, employé aux accessoires.........	540	
Lelubois, chef menuisier...............	1,200	
Delaunay, machiniste brigadier du dessous.	900	
Brue, chef machiniste au deuxième théâtre.	1,080	
Saint-Martin, portier..................	546	
Quintin, coiffeur.....................	600	
Harel, contrôleur des secondes..........	360	
Bocquet, machiniste brigadier du cintre....	960	
Angomard, deuxième contrôleur..........	500	
Bouteiller, concierge et contrôleur au deuxième théâtre...................	1,020	
Robichon, garçon du Théâtre-Français....	675	
Alexandre, bibliothécaire et employé au timbre des billets....................	900	
Ferray, coiffeur au deuxième théâtre, 11 m.	580	
Robillard, empl. aux accessoires, deuxième théâtre, 7 mois....................	520	
Gallot, commis aux écritures............	237	10
Paul Ricquier, menuisier, 10 mois........	900	
	27,004	**18**

RÉCAPITULATION DES APPOINTEMENTS.

Comédie......................	60,394	
Opéra........................	116,319	15
Appointements à des artistes tombés.	3,441	
Emplois en sus.................	37,112	50
Ballet......................	15,160	
Corps de Ballet................	4,621	50
Chœurs : Théâtre-des-Arts.........	40,474	14
Id. Théâtre-Français.........	2,030	
	279,455	**29**

Report...... 279,552 29
Orchestre : Théâtre-des-Arts......... 42,274 90
   Id.   Théâtre-Français....... 2,409 90
Employés.................... 27,004 18   351,244 27

Avances perdues............................. 1,115
Indemnités, suppléments d'appointements, rachats
  de congé de M. Tilly et autres............... 4,126 40
Ouvriers machinistes, luminaristes, balayeurs, gar-
  çons de théâtre et autres employés divers payés
  à la semaine sur des états nominatifs.......... 11,060 10
Musiciens payés au cachet : Théâtre-des-Arts..... 488
             Id.   Théâtre-Français.... 625
Contrôles et postes : Théâtre-des-Arts........... 6,515 45
      Id.   Théâtre-Français............ 4,363 10
Les dix jours d'appointements du 21 au 30 avril
  1835, payés en sus de l'année qui commence
  au 1ᵉʳ mai............................. 5,170 27

Total des appointements.....   384,704 59

FRAIS GÉNÉRAUX ORDINAIRES.

DROITS D'AUTEURS.

Théâtre-des-Arts.................. 16,978
Théâtre-Français............... 6,581 40
                                23,559 40

GARDE DE SERVICE.

Théâtre-des-Arts................ 2,600 10
Théâtre-Français (compris les figu-
  rants militaires)................ 1,911 81
                                  4,511 91

LOCATION.

Matériel de décors, costumes, etc., etc., de MM.
  Lecouturier et Thomas....................... 12,000
Salle du Théâtre-des-Arts..................... 27,000
                                  67,071 31

Report......	67,071	31
Moitiés des assurances du Théâtre-des-Arts.....	1,493	90
Location des dix jours du 20 au 30 avril 1835...	750	
A M. Tardif, pour indemnité de loge..........	258	
Salle du Théâtre-Français....................	3,600	
Magasins de M. Lecouturier, rue des Carmes.....	2,400	
Atelier de décors de M. Malfilâtre, rue Nationale..	1,200	
Diverses locations..............	675	

ÉCLAIRAGE.

Huile par MM. Levavasseur frères..	11,069	30		
Id. par M. Groult, rue Racine....	423	10		
Id. par M. Royer, r. des Charrettes.	6,900	35		
Bougie pour l'orchestre et pour les bals masqués, par M. Lehucher, rue Ancrière.....	3,906	95		
Chandelles par Mme Semelagne, rue de la Savonnerie.................	1,745	55		
Gaz...........................	9,110	03		
Verres à quinquet par M. Hébert, Basse-Vieille-Tour............	510	25		
Mèches à quinquet par M. Boumard.	165			
			33,830	53
Affiches chez M. Brière, rue Saint-Lô..........			10,072	50
Lithographie et impressions diverses...........			291	10
Remboursement des frais de voyages et ports d'effets des artistes, selon les engagements et les reçus.................................			4,766	35

CHAUFFAGE.

Mémoire de M. Poutrelle, marchand de bois......................	1,834			
Remboursé à M. Solomé, pour bois resté en magasin...............	487	50		
Remboursé à M. Lecouturier, idem..	490			
Charbon de terre, chez M. Dubos..	391			
			3,202	50
			129,611	19

8

Report......	129,611	19
Comparses et figurants civils et militaires........	1,783	55
Artifices à M. Comtois, place du Boulingrin......	1,197	45
Esprit-de-vin par M. Ruffin, rue du Fardeau.....	154	50
Lycopodium par M. Duval, rue de la Vicomté...	157	50
Voitures pour le service des acteurs d'un théâtre à l'autre..............................	1,021	
Location de chevaux à M. Bassin... 50 Idem à M. Lainé, pl. Beauvoisine................. 1,480	1,530	
Charriages de décors du magasin au théâtre *et vice versa,* par M. Ricœur.....................	1,096	70
Ramonage, sciage de bois et emmagasinage......	153	20
Poêlier, M. Auvray........................	466	
Vitrier, MM. Bidel et Gualdy................	237	50
Service des pompiers.......................	799	82
Cartes pour billets et contremarques...........	295	32
Frais de voyages pour la direction, pour la formation de la troupe, à Bruxelles, à Anvers, etc., et, pendant l'année, Paris, avec les décorateurs, costumiers, etc....................	2,612	
Ports de lettres.........................	500	
Frais d'accessoires, suivant notes détaillées et approuvées par le régisseur................	847	75
Graissage et nettoyage des pompes, par MM. Leclerc et Viard.........................	281	30
Blanchissage à M. Pelletier, 50 fr. par mois, et 15 fr. de gratification..................	615	
Frais de bureau, à M. Duhamel-Clément, papetier, rue Ecuyère.....................	574	40
Frais divers, suivant les notes détaillées........	3,883	56
Tapisserie, meubles et frais de bals masqués, chez M. Anquetil..........................	1,387	84
	149,205	58

Report......	149,205	58
Lampiste, entretien et réparation du luminaire, location des lustres pour les bals, chez M. Hadrot, rue aux Juifs..................	2,045	45
Total des frais généraux ordinaires....	151,251	03

FRAIS GÉNÉRAUX EXTRAORDINAIRES.

Artistes des théâtres de Paris en représentation, et représentations à des artistes étrangers, suivant engagements et reçus........................	40,716	60
Contributions..............................	411	
Frais de procédure, à Mᵉ Daviel, à valoir.......	500	
Frais d'adjudication des loges du théâtre, à Mᵉ Varengue, notaire........................	700	

BALS MASQUÉS.

Orchestre, pour les 16 bals........	3,210	
Garde de service, idem..........	327	20
Machinistes, postes et employés divers, idem..................	1,092	35
Location d'arbustes, chez M. Valette, à Saint-Sever..........	350	

LOTS POUR LES TOMBOLAS.

Meubles, chez M. Quinet, marchand de meubles, rue Grand-Pont....	404
Cristaux, chez E. Bouin, au Palais-Royal........................	163
Porcelaines, chez M. Viel, faïencier, rue de Crosne.................	265
Objets de fantaisie, chez M. Giroux, de Paris, rue du Coq..........	811
Un tableau de M. Balan..........	311
Tableau et aquarelle de M. H. Bellangé.......................	400

7,333 55	42,327 60

Report......	7,333 55	42,327 60
Tableau de M. Morin	130	
— de M. A. de Malécy......	100	
Bijoux, chez M. Bellémois........	245	
Abonnement au Théâtre-des-Arts...	250	
Frais divers...................	163 20	
		8,221 75

(Les autres lots et tous frais quelconques pour les bals masqués, sont compris dans les mémoires des divers fournisseurs portés dans cet état.)

Pour frais divers extraordinaires, sur reçus.....	1,923 10
Total des frais généraux extraordinaires....	52,472 45

FRAIS POUR LE MATÉRIEL,

Comprenant les achats de toute espèce de fournitures pour les décors, les costumes, les meubles et accessoires, la musique, etc., etc., nécessités par la mise en scène des ouvrages joués dans l'année.

ATELIER DE DÉCORS.

Ouvriers non compris dans le service ordinaire, menuisiers et autres, pour travaux divers, pour monter la *Juive*, etc................	3,489 90
Fournitures de bois de menuiserie par M. Caillout, marchand de planches................	3,058 94
Serrurerie par M. Mutel, rue des Vergetiers......	1,089
Quincaillerie, fournitures de clous, etc., chez MM. Jazé frères, Grande-Rue, n° 75............	1,236 85
Cordages, chez Mme veuve Clairière, Grande-Rue, n° 73................	1,908 90
Toiles à décors, chez Mme veuve Jourdainne, rue Thouret................	1,625 60
Peintures pour les décors, chez M. Durand, droguiste................	1,967
Poulies, chez M. Lambart, quai du Havre.......	110
Chaises, etc., chez M. Barcq, tourneur, rue des charettes................	455 25

PEINTRES ADJOINTS A M. DUMÉE POUR LA JUIVE.

MM. Alban, de Paris...........	854	
	854	14,941 44

		Report....	854	14,941 44
MM.	Balan		852	
	Andrieu fils		386	
	Aide à M. Dumée		26	
				2,118

ATELIER DE COSTUMES DE M. ANDRIEU.

Journées d'ouvriers des tailleurs, couturières, habilleuses, et diverses fournitures............ 4,641 78
Mercerie : M. Lesueur — Dubourg,
　　　　　Grande-Rue......... 886 25
　—　　M. Sporck, rue du Bec.. 179 50
　　　　　　　　　　　　　　　　　1,065 75

GALONS, DRAP D'OR, ETC.,
Pour la *Juive* et autres ouvrages :

Acheté chez M. Vaugeois, rue Mau-
　　　　　conseil, n° 1........ 1,646
　—　　M. Quibout, rue Saint-
　　　　　Denis, n° 121....... 30
　—　　M. Tudot, rue de la Sa-
　　　　　vonnerie, à Rouen... 162 55
　—　　Pour galons de Lyon, re-
　　　　　çus par Andrieu..... 185 10
　—　　M. Andrieu, costum.,
　　　　　pour galons..... 146
　　　　　　　　　　　　　　　　2,169 65

ÉTOFFES DIVERSES.

Acheté chez MM. Dérubé, rue des
　　　　　Carmes......... 4,377 42
　—　　Babois-Maille, r. des
　　　　　Carmes, n° 14... 118 25
　—　　Leperrier, soieries
　　　　　et velours, rue
　　　　　St.-Denis, n° 378... 1,382 15
　—　　Gautier-Leray, rue
　　　　　aux Juifs....... 97 15
　—　　Pierre, rue du Re-
　　　　　nard, n° 25..... 57
　　　　　　　　　　　　　　6,031 97　　24,936 62

Report.....	6,034 97	24,936 62
Acheté chez MM. Frontin – Chéron, Grande-Rue....	456 52	
— Bournet - Aubertot, r. des Moineaux, n° 22, à Paris...	588 85	
— Vossier jeune, rue Grand-Pont, et à divers.	276 55	7,353 89

TRICOTS POUR PANTALONS ET MAILLOTS,
Pour la *Juive*, etc.

Acheté chez MM. Lemoine, badesta-mier à Rouen...	1,270	
— Milcent, rue Grand-Pont.........	189	
— Thomas, rue Grand-Pont, n° 48......	32	
— Guillaume.........	18	1,509
Chapelier : M. Laurence, rue Grand-Pont.......		298
Cordonnier : MM. Bellamy, Levesque, Lebaillif et divers....		804 60
Achats de costumes à MM. Behier et Saint-Aubert.		1,399

PARTITIONS, MUSIQUE D'OPÉRAS NOUVEAUX,
INSTRUMENTS DE MUSIQUE.

Chez MM. Petit, rue Vivienne, à Paris..............	100	
Frère, passage des Pa-noramas..........	60 75	
Delloye, rue des Filles-Saint-Thomas........	116 65	
Schlesinger, rue Riche-lieu, n° 97.........	598 40	
Carlin, rue Ganterie, à Rouen.............	194	
Eder, rue Grand-Pont..	92 05	
Idem........	115	
Charrotte, r. Beauvoisine	88	
Schonenberger......	94 80	1,456 65
		37,757 76

Report...   37,757 76

COPIE DE MUSIQUE.

Mémoire de M. Heisser, copiste du
    Gymnase de Paris...........   700 65
Mémoire de M. Michu, copiste de l'O-
    péra-Comique..............   64 37
Mémoire de M. Manyer et divers, co-
    pistes des théâtres de Rouen.....   818
                                        1,583 02
Copies de rôles par divers..................   473 75
Brochures de chez Mme Truplin, MM. François et
    Deturgis......................   439
Leçons à des artistes par MM. Paumier et Cuvreau.   183
Orgue de M. Meurger............   750
A M. Boisselier, pour réparation..   100
Orgue de M. Labbey, rue Saint-Denis,
      à Paris...............   4,000
                                         4,850
Armures pour la *Juive*, fournies par M. Granger,
    rue de Bondy, à Paris..............   7,330 25
Achats divers de toute nature, suivant notes......   5,078 92
    Total des frais pour le matériel.........   57,695 70

TRAVAUX FAITS DANS LA SALLE.

Remboursé à MM. Solomé et Le Couturier, le tiers
    des frais du plancher du théâtre.............   1,244 75
Réparations par M. Palfresne et Boitout........   592 54
Charpente à M. Liépard, rempart
    Bouvreuil...................   1,302
    idem   à M. Hébert, à St-Sever..   971 17
                                         2,273 17
Menuiserie par M. Racine, rue de
    Lémery....................   2,673 52
    idem   par M. Le Juif, place des
Carmes.....................   247 21
    — à M. Bréant, rue Etoupée.   1,718 58
    — à M. Cardine, rue Saint-
    Jacques...............   701 19
                                           5,340 50
                                         9,447 96

Report.........		9,447 96
Maçonnerie, plâtrages, à M. Rousée, entrepreneur, rue du Pré-de-la-Bataille.............		2,414 57
Peinture, à M. Pot, place du Vieux-Marché	1,627 24	
Décoration, MM. Séchan, Feuchères et compagnie, peintres de l'Opéra.	3,420	
Décoration, à M. Dumilieu........	36 65	
		5,083 89
Serrurerie, à M. Blard, rue des Charrettes.....................	1,407 52	
— à M. Foyer, rue de la Pie.	54 80	
		1,462 32
Tapisserie, fournitures, velours et autres pour les stalles, banquettes, loges etc., par M. Anquetil, place Notre-Dame.........................		3,912 30
Appareils du gaz, à M. Hadrot...............		7,124 04
Dorures.......................	236 85	
Papiers peints.................	363 90	
Mains-d'œuvre diverses..........	229 65	
		830 40
Total des travaux du théâtre.		30,275 48

CORRESPONDANTS DRAMATIQUES.

Achats et dépenses de toutes natures faits à Paris, selon mémoires détaillés, par :

M. Duverger, rue Rameau......	5,127 21	
M. Thénard.................	1,405 25	
M. d'Harmeville..............	27 65	
M. Collignon.................	218 40	
		6,778 51

RÉCAPITULATION GÉNÉRALE DE LA DÉPENSE.

Appointemens généraux..........	»	»	384,704 59
Frais généraux ordinaires........	»	»	151,251 03
Frais généraux extraordinaires......	»	»	52,472 45
Frais de matériel, achats de toute nature et confection de décors.....	»	»	57,695 70
			646,123 77

Report....			646,123 77
Travaux de théâtre, restauration de la salle, pour le 9me seulement.....	»	»	3,363 94
Correspondants dramatiques, achats et dépenses de toute nature faits par eux à Paris, suivant mémoires ...	»	»	6,778 51
TOTAL GÉNÉRAL........			656,266 22

RECETTE DE L'ANNÉE THÉATRALE,

DE 1855 A 1856.

THÉATRE-DES-ARTS.

Mai 1835...........	22,937 35
Juin...............	18,866 15
Juillet	18,365 55
Août	20,787 20
Septembre.........	34,215 50
Octobre...........	39,733 95
Novembre..........	30,939 15
Décembre..........	24,701 10
Janvier 1836.......	27,718 70
Février	37,801 80
Mars..............	32,004 80
Avril.............	33,347 80

Total.... 341,419 05   ci....,.   341,419 05

THÉATRE FRANÇAIS.

Du 21 avril au 31 mai.	9,996 95
Juin...............	865 40
Juillet	1,448 05
Août	4,936 65
Septembre.........	8,477 55
Octobre	8,294 90
Novembre.........	9,365 65
Décembre	8,145 35
Janvier 1836......	11,627 20

63,157 70

Report....				63,157 70		
Février...				6,934 85		
Mars............,....				9,093 80		
Avril...............				9,083 15		
Total....				88,269 50	ci.....	88,269 50

429,687 55

1836.   BALS MASQUÉS.

Janvier..	10	1er	Bal.....	234 50
	17	2e	Id......	595
	24	3e	Id......	1,071
	27	4e	Id. à 6 fr.	3,030
	31	5e	Id......	1,155
Février..	3	6e	Id. à 6 fr.	1,583
	7	7e	Id......	1,400
	9	8e	Id. à 6 fr.	6,696
	11	9e	Id......	581
	14	10e	Id......	2,625
	16	11e	Id......	2,343 25
	20	12e	Id. à 6 fr.	1,765
	21	13e	Id......	497
	28	14e	Id.......	472 50
Mars....	6	15e	Id......	514 50
	10	16e	Id. à 6 fr.	3,844

28,406 75   ci.....   28,406 75

ADJUDICATION DES LOGES,

DE 1835 à 1836. — COTÉ DROIT.

Nos	7, 4 places, au prix de.., ...	315	1,260
	8, 4 idem..................	300	1,200
	9, 6 idem..................	250	1,500
	10, 4 idem..................	215	860
	11, 7 idem..................	170	1,190
	12, 8 idem..................	175	1,400
	13, 5 places. { 4 au prix de........... 155 } { 1 idem............. 77 }		697

8,107

			Report........	8,107

14, 8 places.	7 idem.............. 190	
	1 idem............ 100	1,430
15, ...		600
16, 4 places, au prix de.............. 175		700
17, 6 idem.................... 170		1,020
18, 7 idem.................... 105		735

COTÉ GAUCHE.

N°s 1, 5 places, au prix de.............. 200 — 1,000
    7, 4   idem..,...,...... 320 — 1,280
    8, 4   idem.................. 295 — 1,180
    9, 7   idem.................. 230 — 1,610
   10, 4   idem................ 255 — 1,020
   11, 8   idem.................. 255

    Remise en a été faite en payant seulement — 680
   12, 8 places, au prix de.............. 240 — 1,920

13, 5 places.	4 au prix de.......... 150	
	1 idem............. 100	750
15, ...		600
14, 7 places.	6 au prix de.......... 165	
	1 idem............. 100	1,090

N°s 16, 4 places au prix de....... .... 155 — 620
   17, 6   idem.................... 175 — 1,050
   18, 4   idem.................. 140 — 560
   19, 7   idem.................. 150 — 825

Trois places de cette loge n'ont pas été occupées.

26,777

ABONNEMENTS PERSONNELS,

DE 1835 A 1836.

246 Abonnements d'homme à 250 fr........... 61,500
 54   idem   de dame à 187 fr. 50 c...... 10,425
 20   idem   hors ville................. 3,656 25
116   idem   d'hiver, faits à diverses époques. 17,962 39

ABONNEMENTS DE BOLBEC.

19 Abonnements à 100 fr.... 1,900
 8   idem.   à 75 fr................. 600

95,743 64

		Report............	95,743 64
1	Abonnement à 80 fr....................		80
2	idem. à 62 fr. 50 c...................		125
	idem. militaires		8,833 97
108	idem. d'hommes, au mois, à 37 f. 50 c.		4,050
32	idem. de dames, au mois, à 31 f. 50 c.		1,008
		Total........	109,840 64

RÉCAPITULATION DE LA RECETTE.

Recette au Théâtre-des-Arts....................	344,419 05
— au Théâtre-Français...................	88,269 50
Bals masqués	28,406 75
Billets hors recette, pris à crédit à la porte...........	792 25
Droits perçus sur le Cirque et sur les petits théâtres...................................	6,666 25
Remboursement des frais des deux représentations des Hospices....................................	600
Indemnité convenue pour le bal des Pompiers.....	1,000
Total de la location des loges....................	26,777
Total des abonnements à l'année...............	109,840 64
Total de la recette...........................	603,771 44
Le total de la dépense est de....................	656,266 22
Différence en moins	52,494 81

Si l'on ajoute à cette perte les 8/9mes pour les travaux du théâtre, qui n'ont été portés que pour 1/9me, ci.. 26,911 54

Les intérêts de diverses sommes, ci............... 2,600

Les frais de maison du directeur................ 6,000

La balance en moins, représentant la perte pour l'année 1835 à 1836, sera de...... 88,006 35

NOMS des VILLES	DURÉE de L'EXPLOITATION	SUBVENTION	SALLE — GRATIS	SALLE — PAYÉE	MATÉRIEL — GRATIS	MATÉRIEL — PAYÉ	ABONNEMENT pour droit des PAUVRES — OUI	— NON	REMISE du droit des PAUVRES — OUI	— NON	DROIT DES PAUVRES payé INTÉGRALEMENT — OUI	— NON	REPRÉSENTATIONS à BÉNÉFICE — OUI	— NON	OBSERVATIONS
Lyon..	12 mois.	46,000(1)	gratis	»	gratis.	»	»	non	»	»	oui.	»	2	»	(1) Et, depuis la grippe, le conseil municipal a accordé une indemnité de 30,000 fr.
Bordeaux..	12 mois.	80,000	gr.(1)	»	gr. (2)	»	»	non	»	»	oui.	»	»	non.	(1) Autrefois la ville louait la salle 36,000 fr. et la donnait *gratis* au directeur, maintenant elle a été achetée. — (2) Le directeur doit fournir, tous les ans, deux décors, qu'il a la faculté de faire peindre sur d'autres inutiles. Il doit aussi faire confectionner, à ses frais, 36 costumes pour les choristes et le corps de ballet.
Marseille...	12 mois.	80,000	»	»	»	p.	»	non	non.	»	oui.	»	»	non.	
Le Havre..	12 mois.	15,000 (1)	gr.	»	gr.(2)	»	»	non	oui.	oui.	»	non.	2(3)	non.	(1) La subvention a été augmentée de 8,000 fr. — (2) Les décors nouveaux demeurent la propriété du directeur qui les a confectionnés. — (3) Pour tout droit des pauvres. — Le directeur est logé *gratis*.
Nancy.....	12 mois.	18,000 / 1,000(1) / 1,500(2)	gr.	»	gr.	»	»	non	non.	»	»	non.	»	non.	(1) Pour le café du théâtre loué au profit du directeur. — (2) Pour droit assuré sur quelques bals publics.
Orléans....	12 mois.	7,000(1)	(2)	»	(3)	»	oui.(4)	»	non.	»	»	non.	»	non.	(1) Lorsque le directeur fait jouer sa troupe à Tours et à Blois, ces villes le gratifient de 1,200 fr., quelquefois de 2,500 fr. — (2) La salle appartient au directeur. — (3) Il en est de même du matériel. — (4) Vingt-deux francs par représentation.
Lille......	8 mois.	non. (1)	gr.	»	gr.(2)	»	oui.(3)	»	»	»	»	non.	1 (4)	»	(1) Le machiniste en chef et le concierge du théâtre sont payés par la ville. — (2) Le directeur reçoit 2,000 fr. pour l'aider à entretenir quelques décors. — (3) L'abonnement est de 180 fr. par mois d'exploitation. — (4) Cette représentation est assurée 500 fr. par le directeur.
Toulouse...	12 mois.	25,000 (1)	»(2)	»	gr.(3)	»	oui.(4)	»	»	»	»	non.	»	non.	(1) La subvention est de............ 25,000 / Il est fait remise au directeur, sur ses patentes, de........ 1,200) 60,200 fr. / (2) Le loyer de la salle est estimé à........ 18,000) / (3) Le loyer du matériel à........ 15,000) / Les décors faits par le directeur lui appartiennent, seulement la ville peut les reprendre sur estimation. Le matériel pour l'éclairage est fourni par la ville. — (4) L'abonnement est de 15,000 f. par an.
Nantes.....	12 mois.	12,500(1) gr.	»	»	gr.	»	oui.(2)	»	oui.	oui.	»	non.	1 (3)	»	(1) Le second théâtre n'ayant pas réussi, la subvention est restée, quand même, au taux porté. — (2) L'abonnement du droit des pauvres est de 20 fr. par représentation. — (3) 300 fr. de frais prélevés en faveur du directeur.
Versailles...	12 mois.	9,500(1) gr.	»	»	gr.(2)	»	»	non	oui.	oui.	»	non.	2 (3)	»	(1) La subvention est de 9,500 fr.; mais tous les avantages réunis sont estimés, par le directeur, à 20,000 fr. — (2) La construction des décors et des costumes nouveaux appartient au directeur à la fin de sa gestion. — (3) Chaque représentation pour les pauvres est garantie par le directeur pour 800 fr.; mais il prélève sur chacune 200 fr. pour frais.
Amiens....	12 mois.	9,000	gr.	»	»(1)	»	»	non	»	»	»	non.	»	non.	(1) Le matériel est moitié à la charge de la ville, et moitié à la charge du directeur.
Calais......	11 mois.	4,000 (1)	gr.(2)	»	gr.	»	oui.(3)	»	»	non.	»	non.	1 (4)	»	(1) La subvention est de................ 4,000 f.) La ville a fait peindre et décorer l'intérieur de la salle. / (2) Le loyer de la salle et du matériel.... 4,000) / Le logement du directeur estimé à........ 250) / Les amateurs du théâtre indemnisent le directeur de................ 1,000) / Total........ 9,550 f. / (3) L'abonnement pour droit des pauvres est de 7 fr. par jour. / (4) Le directeur est obligé à une représentation à bénéfice pour les hospices. Il prélève ses frais.
Avignon...	10 mois.	5,000 (1)	gr.	»	gr.	»	»	non	non.	»	»	non.	»	non.	(1) La subvention est de............ 5,000 f.) Il évalue tous les avantages 18,000 francs. / La ville paie le droit deux années............ 5,000) / Le directeur ne paie pas de patente.
Douai.....	12 mois.	5,000	gr.	»	gr.	»	oui.¹	»	»	non.	»	non.	»	non.	(1) L'abonnement pour le droit des pauvres est de 1,000 fr. par an.
Lorient....	8 mois.	4,500(1) gr.(2)	»	»	gr.	»	oui.(3)	»	»	»(4)	»	non.	»	non. (5)	(1) La salle appartient à des actionnaires; la ville est sur le point d'en faire l'acquisition pour la donner *gratis* au directeur. — (2) Pour la restauration des décors la ville donne 500 fr. — (3) L'abonnement pour le droit des pauvres est de 5 fr. par représentation. — (4) Quelquefois la ville fait remise entière du droit des pauvres. — (5) Il n'y a pas de représentation obligatoire pour les pauvres, mais on en donne; le directeur prélève ses frais et partage ensuite.
Toulon....	11 mois.	12,000	gr.(1)	»	gr. (2)	»	»	non	»	»	oui.	»	»	non.	(1) La ville louait précédemment la salle 4,000 fr. pour la donner *gratis* au directeur. — (2) Le matériel nouveau appartient au directeur à la fin de sa gestion.
Montpellier.	8 mois.	20,000(1) gr.	»	»	gr.	»	oui.(2)	»	»	non.	»	non.	»	non.	(1) Le conseil municipal a porté la subvention de l'an prochain à 24,000 fr. — (2) L'abonnement pour le droit des pauvres est de 4,500 fr. l'un.
Nimes.....	8 mois.	12,000	gr.	»	gr.	»	oui.(1)	»	»	non.	»	non.	»	non.	(1) L'abonnement pour le droit des pauvres est de 1,000 fr. par mois.
Perpignan..	8 mois.	5,000	gr.	»	gr.	»	oui.(1)	»	»	non.	»	non.	1	non.	(1) L'abonnement pour le droit des pauvres est de 1,000 fr. par an.
Dieppe....	8 mois.	6,000(1) gr.(2)	»	»	gr.	»	oui.(3)	»	»	non.	»	non.	»	non.	(1) Depuis les arrangements faits avec M. Mira, la salle est augmentée. — (2) Le conseil municipal a voté, en faveur de M. Mira, 40,000 fr. pour agrandir la salle. — (3) L'abonnement pour droit des pauvres était de 10 fr. par représentation.
Rouen.....	12 mois.	»(1)	»	p. (2)	»	p. (3)	»	non	oui.	»	»	non.	2	»	(1) Le Directeur, qui doit, avant de commencer son exploitation, se grever de 50,000 fr. pour loyers indispensables, ne recevrait rien de la ville, s'il n'avait été affranchi du droit des pauvres, par délibération du conseil municipal, basée sur ce que l'augmentation des abonnements et la mise en adjudication des loges réservées, ne produirait pas assez pour amener les recettes au niveau des dépenses. — (2) Le loyer de la salle du *Théâtre-des-Arts* coûte 17,000 fr. au directeur. Les assurances, les contributions, les réparations locatives, l'entretien des pompes, etc., sont à sa charge. Les propriétaires de la salle se réservent la jouissance exclusive d'une loge de 10 pièces, estimée, avec leurs entrées gratuites, à 2,000 francs. Ils obligent le directeur à donner, chaque année, d'après l'acte constitutif de la salle, au bénéfice des hospices, deux représentations estimées à 5,000 fr., pour lesquelles la commission administrative aura le droit de choisir toutes les pièces qu'elle jugera convenables, même celles dites à argent après la cinquième représentation. — Le loyer de l'administration du *Théâtre-Français* coûtait d'abord au directeur 3,400 fr.; de 1836 à 1837, il a été porté à 6,000 fr.; et, à dater de la fin de 1837, la location est définitivement fixée à 10,000 fr. — Les assurances, les contributions, les réparations locatives, l'entretien des pompes, etc., sont à la charge du directeur. — Les propriétaires de la salle se réservent pour eux et leurs familles la jouissance exclusive d'une loge aux avant-scènes des premières. — (3) Le matériel est loué par le directeur 12,000 fr. par an. Le directeur est obligé de faire construire un nombre déterminé de décors neufs. — Il est obligé de laisser, à la fin de son privilège, tout ce qui s'est fait et acheté pour les représentations, en costumes, accessoires, décorations, etc., etc. — Indépendamment du loyer des deux salles, il est encore obligé de louer, pour le matériel, plusieurs magasins qui lui coûtent de 3,000 à 3,600 fr. par an.

TABLEAU Général des avantages accordés par les Régences aux principales Directions de Belgique.

NOMS des VILLES.	DURÉE de l'exploitation	SUBVENTION	SALLE		MATÉRIEL		ABONNEMENT pour droit des PAUVRES		REMISE du droit des PAUVRES		DROIT des PAUVRES payé INTÉGRALEMENT		REPRÉSENTATIONS A BÉNÉFICE		OBSERVATIONS.
			GRATIS	NON.	GRATIS	NON.	OUI.	NON.	OUI.	NON.	OUI.	NON.	OUI.	NON.	
Bruxelles...	12 mois.	127,000 [1]	oui.	»	oui [1].	»	»	non.	oui.	»	»	non.	»	non.	[1] Le matériel appartenait à la société d'exploitation, mais la ville le lui a acheté pour 24,000 fr. de rente.
Anvers....	8 »	25,000 [1] 8,000 [2] 10,000 [3]	oui.	»	oui.	»	»	non.	oui.	»	»	non.	»	non.	[1] Augmentée depuis de quelques mille francs : d'après une demande de secours. [2] En argent ou en décors. [3] C'est une gratification des abonnés pour avoir une meilleure direction.
Liége......	8 »	24,000	»	non [1].	oui [2].	non [2].	oui [3].	»	»	non.	»	non.	2 [4]	»	[1] La salle est payée par le Directeur 12,000 fr., sur cette somme, 4,000 fr. sont payés pour les décors des pièces nouvelles. [2] Le matériel assuré gratis, pour le montant des 4,000 fr. ci-dessus indiqués. [3] L'abonnem. pour droit des pauvres est de 400 fr. [4] Ces deux représentations sont assurées 4,000 fr.
Bruges....	11 »	6,000 [1][2]	oui.	»	oui.	»	»	non.	oui.	»	»	non.	1 [3]	»	[1] La subvention était avant de 4,000 fr. [2] La régence se charge du chauffage de la salle. [3] La régence a le droit d'en avoir une, mais, depuis trois ans, elle ne l'a jamais demandée.